DE LA

SYNOVITE TENDINEUSE

A GRAINS RIZIFORMES

ET

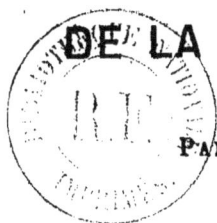

DE LA SYNOVITE SÈCHE

PAR LE DOCTEUR NICAISE

Prosecteur des hôpitaux.

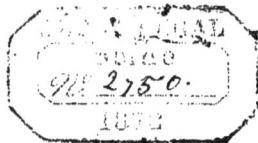

———••◦◦◦◦•———

PARIS

AU BUREAU DE LA GAZETTE MÉDICALE,

4, Boulevart Saint-Michel.

1872

Paris, Imprimerie GUSSET et Cᵉ, rue Racine, 26.

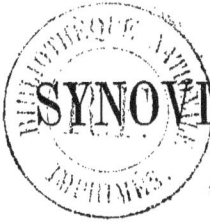

DE LA

SYNOVITE TENDINEUSE

A GRAINS RIZIFORMES

ET

DE LA SYNOVITE SÈCHE

Les gaînes synoviales des tendons sont une des variétés de forme des cavités séreuses, dont les plus parfaites sont représentées par les grandes séreuses splanchniques, tandis que les bourses séreuses sous-cutanées représentent le premier degré des cavités séreuses, le type le plus imparfait de ces cavités.

La structure des gaînes synoviales est assez simple ; elles sont formées de tissu conjontif mince, disposé en une couche assez finement feutrée, se confondant par sa face externe avec le tissu conjonctif des parties voisines et présentant une face interne, lisse, unie, tapissée par une couche de cellules épithéliales pavimenteuses. La couche épithéliale manque quelquefois en certains endroits. M. Sappey considère les cellules qui existent à la face interne des gaînes comme étant analogues aux cellules cartilagineuses ; ce qui établirait un point de rapprochement entre les cavités tendineuses et les cavités articulaires.

En outre, les gaînes tendineuses peuvent offrir à leur face interne des franges vasculaires analogues aux franges synoviales articulaires et qui pourraient être le point de départ de grains riziformes.

Les gaînes tendineuses possèdent une assez grande quantité de vaisseaux, destinés non-seulement à leur nutrition propre, mais aussi à celle des tendons qu'elles entourent et où ces vaisseaux se rendent par l'intermédiaire de véritables petits *mésentères*.

Après ces quelques mots sur l'anatomie des gaînes tendineuses, voyons quelles sont les différentes formes d'inflammations qu'elles sont susceptibles de présenter. Nous ne ferons de chacune d'elles qu'un examen rapide; notre but est de montrer qu'on peut admettre une certaine analogie entre les manifestations de l'inflammation dans les gaînes tendineuses et les différents modes inflammatoires des autres variétés de cavités séreuses. Nous nous arrêterons aussi particulièrement sur la *synovite à grains riziformes*, et nous dirons quelques mots d'une variété non encore décrite, la *synovite sèche*.

I. — INFLAMMATION AIGUE DES GAÎNES TENDINEUSES.

La *synovite tendineuse aiguë* présente deux degrés.

Dans le premier, caractérisé surtout par une crépitation perçue pendant les mouvements du tendon, il n'y a pas de liquide exsudé dans la gaîne; mais on peut croire que la surface interne de cette gaîne perd son poli et est recouverte d'un exsudat fibrineux disposé par îlots isolés, ou par grains miliaires, comme on l'observe dans d'autres séreuses. C'est à cette forme qu'appartient plus spécialement la dénomination de *synovite crépitante*, d'Aï. Elle s'observe le plus souvent au poignet, dans les gaînes tendineuses des muscles du pouce.

Souvent la synovite dépasse ce premier degré, et il se fait alors dans la gaîne une exsudation séreuse, séro-purulente, tenant en suspension des grumeaux fibrineux.

II. — INFLAMMATION CHRONIQUE DES GAÎNES TENDINEUSES.

La synovite tendineuse chronique ou subaiguë présente plusieurs variétés qu'il est facile de distinguer les unes des autres et qui tiennent, soit à l'intensité variable de l'inflammation ou de l'irritation, soit à l'état général du malade.

C'est ainsi qu'il faut distinguer :

1° L'*irritation simple*, suivie d'épanchement séreux (*kystes séreux, hydropisie des gaînes*) ou gélatiniforme dans les gaînes;

2° L'*inflammation chronique* avec épaississement des parois des gaines et production de grains riziformes ;

3° La *synovite fongueuse*, qui se développe sous l'influence d'un état général et qui présente des fongosités analogues à celles qu'on trouve dans la tumeur blanche, qu'elle accompagne, du reste, fréquemment.

A ces variétés j'en ajouterai deux autres :

4° La *synovite tendineuse hémorrhagique* et

5° La *synovite tendineuse sèche.*

1° ÉPANCHEMENT SÉREUX ET GÉLATINIFORME DES GAÎNES TENDINEUSES.

Ces épanchements sont dus à un état d'irritation des gaines, à un processus irritatif qui a sa place marquée à côté des processus inflammatoires vrais.

A. Epanchement séreux.

L'*hydropisie* ou épanchement séreux des gaines tendineuses doit être rangée dans les inflammations légères, insidieuses ; il y a une simple irritation des parois, et parfois, on pourra observer les degrés intermédiaires entre l'irritation et l'inflammation confirmée.

Si l'irritation des gaines tendineuses amène le plus souvent un épanchement séreux, qu'on a décrit à part, sous le nom d'*hydropisie*, de *kyste séreux des gaines tendineuses*, elle peut amener aussi la production d'un épanchement gélatiniforme.

B. Epanchement gélatiniforme des gaînes tendineuses.

On trouve fréquemment dans les gaines tendineuses, de même que dans les tumeurs dites *ganglions*, et dans les bourses séreuses, une substance gélatiniforme, translucide, de couleur généralement rose ou jaunâtre, assez semblable à de la gelée de pomme ou de groseille. Cette substance existe en quantité variable ; quelquefois il y en a très-peu, et elle occupe alors certaines dépressions, certains vides de la gaîne tendineuse ; dans d'autres cas, elle est abondante et forme une tumeur.

La nature de cette substance est inconnue. On la rencontre aussi dans les *ganglions* ou *hygromes*, dans les bourses séreuses normales ou accidentelles et dans certains kystes.

Elle est considérée par Virchow comme provenant d'une exagération de la sécrétion normale des gaines tendineuses. D'après lui, les gaînes sécréteraient un liquide tout spécial, gélatiniforme, filant, qui montre peu d'analogie avec les substances chimiques connues. Cette opinion n'est pas démontrée.

A l'état normal, les gaînes tendineuses ne renferment pas de liquide, comme les cavités articulaires ; seulement, leurs parois sont lisses, unies et lubrifiées par une substance qui facilite les glissements.

Virchow, en 1851, a étudié la substance gélatiniforme que l'on trouve dans certains ganglions et dans des gaînes tendineuses. Elle aurait, selon cet auteur, une grande analogie avec la substance molle du fibro-cartilage intervertébral des enfants. Cette comparaison a déjà été faite par Dupuytren (1) à propos du contenu de certains kystes à grains riziformes.

Ce ne serait ordinairement ni un corps albuminoïde ni un corps gélatiniforme; mais, si l'on veut, une substance synoviale, une espèce de colloïde, intermédiaire entre les deux précédents.

2° SYNOVITE TENDINEUSE CHRONIQUE A GRAINS RIZIFORMES.

L'inflammation chronique des gaînes tendineuses amène toujours un épaississement des parois, qui présentent alors à leur face interne une irrégularité plus ou moins grande, des crêtes et des brides. L'inflammation peut borner son action à cet épaississement et à une certaine exsudation de liquide, mais souvent il se produit en même temps des grains riziformes.

Aujourd'hui, tous les auteurs français ou allemands s'accordent pour admettre un seul mode de formation des grains riziformes. Ces grains sont formés de substance conjonctive et proviennent de proliférations de la paroi. Telle est l'opinion exclusive admise en ce moment.

Ce mode de formation se rencontre souvent et l'on ne peut le mettre en doute; mais cela ne démontre pas que des grains riziformes ne puissent se développer d'une autre manière. Il ne s'agit pas ici de proposer une théorie nouvelle, mais de revenir à une opinion trop vite abandonnée, opinion émise par un de nos grands chirur-

---

(1) Dupuytren, 1839, *Leçons orales de clin. chirur.*, t. II, p. 160.

giens, par Velpeau : je veux parler du mode de formation des grains riziformes, par des dépôts ou exsudats fibrineux.

L'inflammation chronique des gaînes tendineuses peut amener un épaississement irrégulier des parois, avec production de masses proéminentes, peu volumineuses, qui se pédiculisent et tombent dans la cavité de la gaîne tendineuse, formant ainsi des corpuscules libres qu'on désigne sous le nom de *grains riziformes* ou *hordéiformes*. Ces petits corps sont quelquefois très-nombreux. Cette variété de synovite tendineuse chronique répond à l'*hygroma proliférant*, et au *ganglion proliférant du carpe* de Virchow.

Michon, Hyrtl, Follin, Cruveilhier admettent aussi que les grains riziformes sont des végétations, des polypes détachés de la face interne de la paroi. Ces grains sont formés de tissu conjonctif; ils sont quelquefois cartilaginiformes et présentent une stratification concentrique.

Les corpuscules libres des gaînes tendineuses peuvent avoir un autre mode de développement.

Les parois des gaînes tendineuses, sous l'influence d'une sorte d'irritation lente, que l'on ne peut séparer de l'inflammation vraie, se recouvrent d'un exsudat fibrineux concret, présentant parfois une sorte de stratification, ou que du moins on peut facilement séparer en plusieurs couches.

Les tendons situés au milieu de cet exsudat en détachent par leurs mouvements de petites lamelles, de petites écailles, qui deviennent libres dans la cavité. Ces lamelles sont entraînées soit en haut, soit en bas, par les mouvements des tendons; elles sont en un mot *roulées* par les tendons et aussi comprimées par ces derniers. Elles prennent alors une forme de plus en plus régulière. Les corpuscules libres, formés de cette manière, se rapprochent tous de la forme d'un ovoïde un peu aplati. Ils sont homogènes, sans paroi ni cavité, ni éléments anatomiques figurés.

Ce mode de formation des corps libres des gaînes tendineuses est démontré d'une façon incontestable par l'observation suivante, qui vient tout à fait à l'appui de l'opinion soutenue par Velpeau, opinion à laquelle on doit donner une part dans la pathogénie des grains riziformes/

SYNOVITE TENDINEUSE CHRONIQUE A GRAINS RIZIFORMES, DÉVELOPPÉE DANS LES GAÎNES DU LONG EXTENSEUR DU POUCE ET DES DEUX RADIAUX.

Pendant le mois d'octobre 1868 j'eus l'occasion d'étudier un kyste à grains riziformes provenant d'un sujet adulte de l'amphithéâtre d'anatomie des hôpitaux.

La tumeur siégeait sur le poignet gauche; elle occupait la partie externe et postérieure. Sa surface externe était lobulée. En pressant sur la tumeur on éprouvait une sensation bien manifeste de crépitation particulière, de la nature de celle que l'on rencontre dans les kystes à grains riziformes.

La tumeur mise à nu, on reconnaît qu'elle occupe les gaînes synoviales du long extenseur du pouce et des deux radiaux. La gaîne du long extenseur du pouce est distendue, élargie et forme un cordon cylindrique à la partie interne de la tumeur. Elle est incisée dans toute sa longueur et on trouve la cavité remplie de grains riziformes ou hordéiformes. Sur sa face profonde la gaîne du long extenseur présente un large orifice de communication avec une autre cavité beaucoup plus considérable, formée aux dépens de la gaîne des deux radiaux.

Cette seconde cavité est beaucoup plus grande que la première; elle présente des prolongements latéraux qui donnent extérieurement à la tumeur un aspect lobulé; elle s'étend sur les deux faces des tendons radiaux, qui sont ainsi placés au milieu des grains riziformes. En dehors, la tumeur est limitée par les gaînes épaissies des tendons du court extenseur et du long abducteur du pouce. En incisant ces dernières gaînes, on constate que leur cavité synoviale a complétement disparu; les tendons sont entourés par un tissu cellulaire feutré, vasculaire, sans infiltration œdémateuse ou plastique, mais formant cependant autour des tendons une couche plus épaisse que celle qui est formée par la gaîne synoviale normale.

La cavité de ce kyste à grains riziformes est divisée en plusieurs parties par les feuillets aponévrotiques qui vont du ligament annulaire dorsal du carpe aux crêtes de la face postérieure du radius, entre le tendon du long extenseur et ceux des radiaux, puis quelquefois, entre les tendons des deux radiaux, qui sont ainsi séparés l'un de l'autre dans une partie de leur trajet.

Les parois de la cavité sont épaisses, résistantes, indurées, assez vasculaires. Leur face interne est irrégulière, présente des anfractuosités et des brides plus ou moins saillantes; elle est recouverte dans toute son étendue par une couche jaunâtre, translucide, homogène,

assez concrète, qui s'enlève facilement *par écailles* successives, et laisse
à découvert la face interne du kyste.

Dans l'intérieur de la cavité sont les grains riziformes qui entourent
les tendons et occupent également les anfractuosités des parois laté-
rales. Ces grains sont en nombre très-considérable, en rapport direc-
tement les uns avec les autres, sans interposition de liquide; leur
volume est variable; ils mesurent dans leur grand diamètre depuis 4 à
5 millimètres jusqu'à 6 ou 7 millimètres. Ils ont une forme ovale, sont
plus ou moins arrondis; un certain nombre ont une forme irrégulière;
leurs extrémités sont mal conformées, non arrondies. Parmi ces derniers grains, on en rencontre qui dévoilent leur mode de production
presque dans toutes ses différentes phases. En effet, quelques-uns sont
formés par une lamelle enroulée que parfois on peut encore dérouler;
en même temps on trouve près de la face interne de la paroi de petites
lamelles d'exsudat isolées.

Les grains sont jaunâtres, translucides, assez mous, se laissant écra-
ser; en un mot la substance qui les forme a absolument les mêmes
caractères que celle qui tapisse la face interne de la cavité ou que celle
qui forme les lamelles des écailles libres. Ils sont homogènes, sans
paroi ni cavité.

Les tendons qui traversent la cavité ne paraissent pas altérés; leur
enveloppe celluleuse est un peu épaissie, vascularisée; le tendon du
long extenseur du pouce est cependant un peu atrophié, mais seulement dans l'étendue de sa gaîne.

Profondément, la cavité est adhérente à la face postérieure du radius; mais il n'y a aucune altération de l'os à ce niveau.

Cette observation présente plusieurs points intéressants.

1° Elle montre que les corps libres des gaînes tendineuses ne proviennent pas tous de proliférations de la paroi, et qu'ils peuvent
avoir pour point de départ un exsudat fibrineux déposé sur la face
interne de la gaîne, exsudat dont des parcelles sont entraînées et
roulées par les tendons, de manière à former des grains riziformes,
dont la substance ne diffère absolument en rien de celle de l'exsudat.
Cette observation tend donc à réhabiliter l'opinion de Velpeau généralement abandonnée sur le mode de formation des grains riziformes.

2° Cette observation montre aussi, par l'épaississement des gaînes,
par leurs adhérences périphériques, que ce kyste à grains riziformes
n'est qu'une variété de synovite tendineuse chronique, et cela dé-

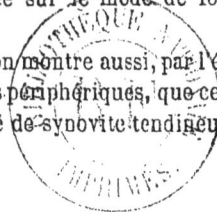

termine ainsi la place qu'il doit occuper dans la nosologie chirurgicale.

3° Le siége du kyste à grains riziformes doit attirer aussi l'attention. Presque toujours ces kystes siégent sur les gaînes des fléchisseurs, rarement on les rencontre à la face dorsale du poignet. Il n'a été publié que sept observations de cette dernière variété; deux sont dues à Michon, une à Velpeau, une à M. Nélaton, une à M. Larrey, une enfin à M. Legouest. Dans notre cas, la tumeur occupait la gaîne du long extenseur du pouce et celle des deux radiaux.

En résumé, on doit donc admettre deux modes de formation des corpuscules libres des gaînes tendineuses :

1° Dans certains cas ils sont dus à des proliférations de la paroi interne; ce sont des excroissances polypeuses formées de tissu conjonctif.

2° Dans d'autres cas il proviennent d'un exsudat fibrineux ou albumino-fibrineux; ce sont des concrétions fibrineuses, qui, sans doute, sont susceptibles de présenter des modifications dans leur aspect et dans leur consistance.

Comme on le voit, nous ne prétendons pas que la théorie de Velpeau suffise à expliquer le mode de formation des corpuscules libres dans tous les cas; mais nous avons voulu essayer de démontrer que cette opinion trouve sa confirmation dans un certain nombre de faits dont le nombre proportionnel par rapport à l'autre théorie est encore inconnu, mais que l'on peut croire assez fréquents.

Velpeau avait donné à sa théorie une extension plus grande que celle que nous lui donnons, car il admettait que les corpuscules libres pouvaient avoir aussi pour origine des caillots sanguins (1) ou du pus.

3° SYNOVITE TENDINEUSE FONGUEUSE.

Cette affection est bien décrite dans la thèse de Bidart; nous ne nous y arrêterons pas. Elle se développe sous l'influence d'un état général, de la scrofule, et est caractérisée par le développement d'un tissu fongueux, de fongosités, qui font saillie dans la gaîne tendineuse et la remplissent, puis s'accompagnent de sécrétion purulente et de fistules. Ces fongosités sont semblables à celles qu'on

---

(1) Velpeau, 1846, GAZ, DES HÔP., septembre, n° 106.

trouve dans la tumeur blanche; du reste, la synovite tendineuse fongueuse accompagne souvent cette dernière maladie.

4° SYNOVITE TENDINEUSE PSEUDO-MEMBRANEUSE HÉMORRHAGIQUE.

Je n'ai pu trouver d'observation de cette variété d'inflammation; mais si l'on ne l'a pas encore signalée dans les gaînes tendineuses, Cruveilhier et Virchow l'ont observée dans des bourses séreuses et en particulier dans la bourse prérotulienne (1).

D'après Cruveilhier, les synoviales comme les séreuses sont sujettes à des phlegmasies pseudo-membraneuses hémorrhagiques. Nous avons donc pensé pouvoir, sans inconvénient, indiquer l'existence possible, quoique non constatée, de cette variété de synovite tendineuse.

5° SYNOVITE TENDINEUSE SÈCHE.

Cette affection non encore signalée, je crois, accompagne l'arthrite sèche, et se développe sous la même influence qu'elle; c'est pourquoi je la désigne sous le nom de *synovite tendineuse sèche*. J'ai observé cette lésion sur un sujet de l'amphithéâtre d'anatomie des hôpitaux en septembre 1871. Les gaînes des tendons qui passent derrière les malléoles externe et interne présentaient une cavité beaucoup plus considérable que celle qui était nécessaire pour loger le tendon; aussi existait-il des plis longitudinaux sur la paroi interne de la gaîne. Les parois étaient épaissies, fibreuses, et présentaient sur leur surface des lobules de graisse, dont plusieurs faisaient saillie dans la cavité de la gaîne tendineuse, rappelant tout à fait le lipome arborescent de l'arthrite sèche. Ces différentes gaînes n'avaient aucune communication avec les cavités articulaires. Cette lésion des gaînes tendineuses pourrait s'accompagner de la présence de corpuscules libres dans la cavité de la gaîne, corpuscules détachés des parois, comme ceux qui tombent dans les cavités articulaires.

Voici la description de la pièce anatomo-pathologique qui m'a permis d'étudier cette variété de synovite.

(1) Cruveilhier, 1856, *Traité d'anat. path. gén.*, t. III, p. 521; Virchow, 1867, *Path. des tum.*, t. I, p. 207.

Le pied est très-déformé; on trouve sur son bord interne une saillie considérable, due à l'hypertrophie de la tête de l'astragale; le pied reposait sur le sol par par tout son bord interne.

Le tibia est intact.

L'extrémité inférieure du péroné est hypertrophiée, irrégulière, et touche le calcanéum en arrière et le cuboïde en avant.

L'astragale est hypertrophiée dans toutes ses parties. Sa tête, beaucoup plus volumineuse que d'ordinaire, présente à sa partie antéro-externe une surface oblique en avant et en dedans, par laquelle elle s'unit au scaphoïde. En dedans, la surface articulaire arrondie de la tête de l'astragale fait saille sur le bord interne du pied et est recouverte par une capsule fibreuse.

L'astragale est déviée de sa position normale, son axe, qui répond assez exactement à l'axe du pouce, s'est porté considérablement en dedans et en avant.

Le calcanéum présente des apophyses nouvelles à son extrémité antérieure et des surfaces articulaires pour les ostéophytes voisins.

Le ligament calcanéo-cuboïdien supérieur renferme des noyaux osseux.

Le cuboïde paraît intact.

Le scaphoïde est très-élargi pour recevoir une partie de la face externe de l'astragale. Il contribue à former la saillie du bord interne du pied.

Les cunéiformes sont intacts.

Sur toutes les surfaces articulaires les cartilages sont altérés, secs, amincis, disparus par places.

Les os sont spongieux, graisseux, mous en certains endroits.

La synoviale tibio-tarsienne est épaissie, fibreuse, et présente de nombreux petits lobules graisseux dont plusieurs font saillie dans l'articulation.

Gaînes tendineuses. Les gaînes des tendons qui passent derrière les malléoles externe et interne sont très-élargies et présentent des plis longitudinaux sur leur face interne. Leurs parois sont épaissies, fibreuses, et offrent des lobules graisseux dont plusieurs font saillie aussi dans la gaîne tendineuse. Ces gaînes ne communiquent pas avec les cavités articulaires.

Cette observation présente un certain intérêt par le siége de l'arthrite sèche, qui occupait ici plusieurs articulations du pied :

Les articulations tibio-tarsienne,

  — astragalo-calcanéenne,

  — astragalo-scaphoïdienne,

  — calcanéo-cuboïdienne.

La saillie du bord interne pourrait être prise à un examen superficiel pour une luxation ancienne de l'astragale. Il y avait chez notre sujet luxation incomplète de la tête, qui avait été repoussée en dedans par l'hypertrophie plus considérable de la partie externe et antérieure de l'astragale.

Ce qui doit surtout attirer l'attention, ce sont les altérations des gaînes tendineuses, c'est l'existence de la synovite tendineuse sèche.

Peut-être pourrait-on rapprocher cette observation d'une autre publiée par M. le professour Broca (1). Dans ce fait, il s'agissait d'une transformation graisseuse des synoviales tendineuses de l'extenseur commun des doigts. A la face dorsale de la main, les synoviales étaient remplacées par de petites masses granuleuses ayant l'aspect frangé et se continuant avec le tissu cellulaire qui entourait les tendons.

Je ne ferai que rappeler le processus subinflammatoire qui se développe dans les gaînes tendineuses et les tendons des muscles atteints de paralysie, quelle que soit la cause de cette paralysie. J'ai eu l'occasion d'étudier cette affection sur les tendons extenseurs de la main, atteints de paralysie saturnine.

Dans cette revue rapide des altérations des gaînes tendineuses, dues à des processus irritatifs et inflammatoires, nous n'avons pas parlé des *ganglions*. Leur étude doit en effet être séparée de celle des affections des gaînes tendineuses. C'est ce qui a été fait par notre maître, M. Gosselin, dans son remarquable travail sur les *kystes synoviaux de la main et du poignet*. Il admet deux espèces de kystes synoviaux : les uns occupent une bourse synoviale tendineuse tout entière, ce sont les *kystes hydropiques;* les autres se forment dans une partie très-circonscrite d'une membrane synoviale, ce sont les *kystes partiels* ou *ganglionnaires.*

___

(1) Broca, 1851, Bul. Soc. anat., p. 23.

BIBLIOGRAPHIE.

Poulain, 1835. *Mém. sur la crépitation des gaînes tendineuses*, (Gaz. méd., p. 385).

Dupuytren, 1839. *Leç. orales de cliniq. chir.*, 2e édit., t. II, p. 148.

Velpeau, 1841. *Leç. orales de cliniq. chir.*, t. III, p. 452.

Hyrtl, 1842. Medicinische Jahrbucher des Osterreich. Staates. Bd. xxxix, S. 261.

Virchow, 1842. *Ueber die Koerperhaltigen Cysten an den Sehnen-scheiden der Handwurzel* (Medicin Zeitung der Vereins f. Heilk. in Preussen), n° 3, p. 10.

Velpeau, 1843. *Anat., physiologie et path. des cavités closes.*

Acrel. *Commentaires de la Soc. roy. des sciences de Göttingue*, vol. XI, p. 131.

Gosselin, 1851. *Kystes synoviaux de la main et du poignet.*

Michon, 1851. *Kystes synoviaux du poignet*, etc.

Cruveilhier, 1856. *Traité d'anat., path. gén.*, t. III.

Legouest, 1857. *Kystes synoviaux de la main et du poignet.*

Bidart, 1858. *De la synovite tendineuse chronique*, Th. Paris.

Follin et Duplay, 1863. *Traité de path. ext.*, t. II, p. 131.

Verneuil, 1868. *Hydropisie des gaînes tendineuses des extenseurs des doigts.* (Gaz. hebdom., 25 septembre.)

Fournier, 1868. *Note sur les lésions des gaînes tendineuses dans la syphilis secondaire.* (Gaz. hebdom.)

Nicaise, 1868. *Du gonflement du dos des mains chez les saturnins* (Gaz. méd.).

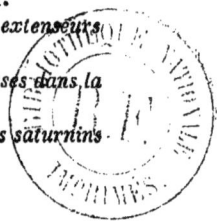

FIN.

www.ingramcontent.com/pod-product-compliance
Lightning Source LLC
Chambersburg PA
CBHW050418210326
41520CB00020B/6650